LOW CARB

Una guida per i principianti per un fisico

perfetto e mente svelta

(Colazione, pranzo e cena ricette dietetiche low

carb)

Pio Sal

Traduzione di Jason Thawne

© Pio Sal

Todos os direitos reservados

Low Carb: Una guida per i principianti per un fisico perfetto e mente svelta (Colazione, pranzo e cena ricette dietetiche low carb)

ISBN 978-1-989891-34-6

TERMINI E CONDIZIONI

Nessuna parte di questo libro può essere trasmessa o riprodotta in alcuna forma, inclusa la forma elettronica, la stampa, le fotocopie, la scansione, la registrazione o meccanicamente senza il previo consenso scritto dell'autore. Tutte le informazioni, le idee e le linee guida sono solo a scopo educativo. Anche se l'autore ha cercato di garantire la massima accuratezza dei contenuti, tutti i lettori sono avvisati di seguire le istruzioni a proprio rischio. L'autore di questo libro non potrà essere ritenuto responsabile di eventuali danni accidentali, personali o commerciali causati da un'errata rappresentazione delle informazioni. I lettori sono incoraggiati a cercare l'aiuto di un professionista, quando necessario.

INDICE

PARTE 1 1

COS'È ESATTAMENTE UNA DIETA A BASSO CONTENUTO DI CARBOIDRATI? 2

COLAZIONE A BASSO CONTENUTO DI CARBOIDRATI 4

FRITTATE 5

UOVA STRAPAZZATE 9

ALTRE OPZIONI PER UNA COLAZIONE A BASSO CONTENUTO DI CARBOIDRATI 12

INVOLTINI DI LATTUGA 15

INSALATE 17

ALTRE OPZIONI PER UN PRANZO A BASSO CONTENUTO DI CARBOIDRATI 20

AI FERRI 24

AL FORNO 28

AI FORNELLI 31

DIRITTI D'AUTORE 33

PARTE 2 35

NON LASCIARE CHE I DOLCIFICANTI DISTRUGGANO LA TUA DIETA! 36

1) IL CORPO TENDE A IMMAGAZZINARLI 36
2) DANNEGGIANO IL MECCANISMO BRUCIA GRASSI 36
3) SPINGONO A MANGIARE DI PIÙ 37

NON SIETE ANCORA CONVINTI? DATE UN'OCCHIATA A QUESTI STUDI! 38

NON ROVINARE LA TUA DIETA! 39

TRUCCHI E CONSIGLI 41

1) FUDGE AL CIOCCOLATO CON LATTICELLO 44

2) CRÊPES 47

3) GELATO ALLA MANDORLA 50

4) WAFFLE GIRASOLE 54

5) BANANA BREAD ALLE MANDORLE 57

6) FRULLATO DI FRUTTI ROSSI 60

7) COOKIES CROCCANTI GIGANTI ALLA ZUCCA 63

8) COOKIES PROTEICI AL BURRO DI ARACHIDI 67

9) COOKIES "DEL CIOCCODIPENDENTE" 70

10) PALLINE PROTEICHE AL CIOCCOLATO E BURRO DI ARACHIDI (SENZA COTTURA!) 74

11) BARRETTE AL CACAO (SENZA COTTURA!) 76

12) PASTA FROLLA ALLE MANDORLE 79

13) CHEESECAKE 82

14) TORTA CONFRUTTI DI BOSCO E CANNELLA 85

15) TORTA CREMOSA AL LIMONE 88

16) TORTA DI ZUCCA 91

17) MUFFIN "SBRICIOLOSI" ALLA NOCE MOSCATA. 94

18) MUFFIN ALLA CANNELLA 97

19) TORTA A STRATI CON FRUTTI ROSSI 100

20) TORTA AL CIOCCOLATO E FRUTTI ROSSI 103

21) TORTA CACAO E ALBICOCCHE 109

22) TORTA DI CAROTE 113

CAMBIATE LA VOSTRA MENTALITÀ SENZA PROBLEMI: USATE I DOLCI COME STRUMENTO PER UNA DIETA DI SUCCESSO E PER CAMBIARE RADICALMENTE LA VOSTRA VITA. 116
CONSIGLIO N° 1: FATE DEI DOLCI UNA RICOMPENSA PER NUOVE ABITUDINI ACQUISITE 118

1. SCEGLIETE UN'ABITUDINE 119

2. VISUALIZZATE (LETTERALMENTE!) IL VOSTRO OBIETTIVO
.... 120

3. DATEVI UNA SCADENZA 121

4. SEGNATE I PROGRESSI 122

5. VINCI! 123

6. ESTENDI IL PROCESSO 124

CONSIGLIO N° 2: PROGRAMMATE IL VOSTRO CONSUMO DI DOLCI 126

CONSIGLIO N° 3: PREPARATEVI AD ASSAPORARE 127
CONSIGLIO N° 4: FAI DEL CONSUMO DI DOLCI UN RITUALE 129
RITUALI PRIVATI 130
RITUALI SOCIALI 132
CONSIGLIO N° 5: ABITUATEVI ALLA GRATITUDINE 134
COME LAVORA IL TUO CERVELLO 135
IL POTERE DELLA GRATITUDINE 137

Parte 1

Cos'è esattamente una dieta a basso contenuto di carboidrati?

Una dieta a basso contenuto di carboidrati elimina la maggior parte dei carboidrati dai tuoi pasti. Molti cibi considerati ad alto contenuto di carboidrati fanno parte di frutta e verdura amidacei cosi come molti cereali.

Iniziare una dieta a basso contenuto di carboidrati non solo ti aiuterà a perdere peso velocemente, ma in generale sarà utile per la salute. Mangiare cibi a basso contenuto di carboidrati ti aiuterà a ridurre il rischio di diabete, oltre che a perdere peso.

Durante una dieta a basso contenuto di carboidrati, cerca di stare alla larga da ogni cibo preconfezionato. Ci sono molti produttori che aggiungono un sacco di farina e zucchero ai loro prodotti, e, durante una dieta a basso contenuto di carboidrati, il tuo scopo è di evitare l'assunzione di troppi zuccheri e farine.

Avere meno carboidrati nella nostra dieta, ci aiuta a bruciare i grassi immagazzinati e ciò è proprio quello che ci aiuta a dimagrire. Quando inizi una dieta a basso contenuto di carboidrati per la prima volta, dovresti farti strada gradualmente nella riduzione dei carboidrati. Quindi, durante la prima settimana, consuma solamente 50 grammi di carboidrati al giorno. La seconda settimana, solo 40 grammi. Se continui la dieta per un mese, ogni settimana riduci di 10 grammi l'ammontare dei carboidrati.

Durante una dieta a basso contenuto di carboidrati, cerca di consumare molte proteine. Ciò accelererà il tuo metabolismo e facendo ciò, si ridurrà il tuo appetito. In questo modo non ti verrà molta fame tra un pasto e l'altro. Durante una dieta a basso contenuto di carboidrati, concentrati nel mangiare queste fonti di proteine: uova, carne, pesce e pollame.

In questo libro troverai il conteggio dei carboidrati e le calorie per ogni pasto. Durante una dieta a basso contenuto di carboidrati, è importante tenere i livelli di carboidrati bassi, ma devi pure fare attenzione a quante calorie stai ingerendo.

Colazione a basso contenuto di carboidrati

Di sicuro avrai già sentito che la colazione è il pasto più importante della giornata. Fai in modo di assumere abbastanza proteine a colazione, questo ti darà tanta energia da farti andare avanti per tutta la giornata. Ricorda di evitare pane e granaglie, non mangiare troppa frutta, ed evita assolutamente ogni piatto a base di patate a colazione.

Ecco una lista di diversi piatti da mangiare a colazione durante una dieta a basso contenuto di carboidrati e calorie:

Frittate

- 3 uova
- 50 g di spinaci freschi
- 50 g di funghi affettati
- Un cucchiaio di feta sbriciolata

Inizia scottando gli spinaci ed i funghi in una padella. In un'altra padella versa le uova sbattute e quando sono quasi pronte, versa gli spinaci ed i funghi al centro. Ripiega le uova, sovrapponendo un angolo all'altro. Spargi la feta sbriciolata sulla frittata una volta tolta dal fuoco.

Totale Carboidrati: 2.7 g
Totale Calorie: 259

- 3 uova
- 50 g di tacchino tritato
- 2 cucchiai di cipolla a dadini
- 2 cucchiai di peperoni a dadini

Cuoci insieme in una padella il tacchino tritato, le cipolle ed I peperoni.

Nel frattempo sbatti le uova e cuocile in una padella a parte. Quando sono quasi pronte, aggiungi il misto di tacchino, peperoni e cipolla e ripiega le uova sovrapponendo un angolo all'altro.

Totale Carboidrati: 6.4 g
Totale Calorie: 347.8

- 2 uova
- 1 albume d'uovo
- 50 g di broccoli già cotti
- 50 g di formaggio svizzero grattugiato

Versa le uova sbattute nella padella, spargi sopra il formaggio e quindi aggiungi i broccoli. Quando le uova sono sono quasi completamente cotte, ripiega un angolo della frittata sull'altro.

Totale Carboidrati: 5.9 g
Totale Calorie: 278

- 2 uova
- 1 albume d'uovo
- 3 foglie di basilico tritate
- 2 cucchiai di pomodori a dadini
- 2 cucchiai di cipolla a dadini

Sbatti le uova in una ciotola. Cuocile in padella per due minuti. Quando le uova sono quasi pronte, aggiungi I pomodori e la cipolla al centro. Cuoci per altri due minuti o fino a quando le uova sono pronte, e quindi ripiega la frittata in due, sovrapponendo I due lati. Guarnisci con il basilico tritato.

Totale Carboidrati: 4.0 g
Totale Calorie: 166.3

- 4 albumi d'uovo
- 25 g di cipolla tritata
- 25 g di peperoni a dadini
- Un cucchiaino di salsa piccante Sriracha

Scotta la cipolla ed i peperoni con la salsa piccante in una padella. In un'altra padella, poni le uova sbattute e cuoci per alcuni minuti, fino a quando la frittata è quasi pronta. Versa cipolla e peperoni al centro della frittata e, quando le uova sono perfettamente cotte, ripiega un lato della frittata sull'altro.

Totale Carboidrati: 6.5 g
Totale Calorie: 97.2

Uova strapazzate

- 2 albumi d'uovo
- 1 uovo
- 30 g di prosciutto a dadini
- 130 g di broccoli a dadini

Mescola tutti gli ingredienti in una ciotola. Metti una padella su fuoco medio e cospargila con olio d'oliva per renderla antiaderente. Quando la padella è abbastanza calda, versa gli ingredienti e cuoci fino a quando saranno tutti perfettamente cotti.

Totale Carboidrati: 6.9 g
Totale Calorie: 230

- 3 albumi d'uovo
- 1 uovo
- 30 g di avocado a dadini
- 30 g di formaggio cheddar grattugiato

Mescola l'uovo e l'albume con l'avocado. Versa il composto in una padella precedentemente oleata con olio d'oliva e continua a strapazzare con una forchetta. Quando le uova sono completamente cotte, spargi sopra il formaggio ed aspetta che si fonda prima di servire.

Totale Carboidrati: 4.5 g
Totale Calorie: 311

Durante una dieta a basso contenuto di carboidrati, le uova sono la scelta migliore per la colazione. Le uova hanno molte proteine, grassi salubri, e sono piene di nutrienti. Le uova sono semplicissime da preparare e non richiedono tempi di preparazione lunghi. Ci sono tante opzioni differenti per prepararle. Considera che va bene aggiungere un pizzico di sale e pepe a piacimento per renderle più saporite. Se sei una di quelle persone che vanno di fretta la mattina per motivi di lavoro, procedi a preparare una scorta di uova sode in anticipo. In questo modo, eviterai di saltare la colazione ed avrai qualcosa da afferrare mentre stai per uscire di casa.

Altre opzioni per una colazione a basso contenuto di carboidrati

230 g di yogurt greco
230 g di fragole

Totale carboidrati: 22 g
Totale calorie: 179

50 g di melone retato
100 g di ricotta

Totale Carboidrati: 19.0 g
Totale Calorie: 292

Esistono molti tipi di Müesli senza zucchero, cereali senza zucchero a basso contenuto di carboidrati, e preparati per pancake senza zucchero e glutine. Se prepari dei pancake, usa dello sciroppo senza zucchero da versare sopra. Riguardo ad alternative al latte per i cereali, puoi usare latte di mandorla o latte di soia.

Pranzo a basso contenuto di carboidrati

Il pranzo è il secondo pasto più importante della giornata. Fai in modo di non saltare mai il pranzo durante una dieta a basso contenuto di carboidrati. Il nostro corpo ha bisogno di energia per andare avanti durante tutta la giornata, e se non ci sono sostanze a fare da carburante, non ci saranno calorie da bruciare per aiutarci a perdere peso.

Ecco una lista di diversi tipi di piatti da consumare a pranzo durante una dieta a basso contenuto di carboidrati:

Involtini di lattuga

- 2 foglie di lattuga romana
- un petto di pollo tagliato a dadini
- 60 g di cipolla a dadini
- 60 g di funghi a fettine
- 1 spicchio d'aglio schiacciato
- 1 cucchiaio di coriandolo tritato
- Un cucchiaino di olio di sesamo
- Un cucchiaino di amminoacidi liquidi

Cuoci il petto di pollo in una padella con l'olio di sesamo, gli amminoacidi liquidi, l'aglio, la cipolla e i funghi. Quando tutti gli ingredienti sono cotti, ponili al centro delle foglie di lattuga ed arrotolali. Guarnisci con il coriandolo.

Totale Carboidrati: 7.2 g
Totale Calorie: 233

- 2 foglie di lattuga romana

- 130 g di tacchino tritato
- 65 g di pomodoro a dadini
- succo di mezzo lime
- 30 g di cipolla a dadini
- 2 cucchiai di formaggio cheddar grattugiato
- Un cucchiaio di salsa piccante Sriracha

Cuoci il tacchino tritato in una padella. Quando è cotto, disponilo sulle foglie di lattuga, aggiungi il pomodoro e la cipolla crudi ed il formaggio cheddar. Aggiungere il succo di lime e la salsa piccante per insaporire. Arrotolare gli involtini.

Totale Carboidrati: 7.7 g
Totale Calorie: 170.5

Insalate

- 60 g di pancetta cotta, tagliata a dadini
- 2 uova sode
- 60 g di pomodori a dadini
- 3 fette di avocado
- 60 g di spinaci freschi

Mescola tutti gli ingredienti in una ciotola e condisci con olio d'oliva, aceto di vino rosso, sale e pepe a piacere.

Totale Carboidrati: 8.2 g
Totale Calorie: 420

- mezzo cetriolo a fettine (sbucciato, se si vuole)
- mezzo pomodoro tagliato a pezzetti
- 30 g di peperone giallo a dadini
- 30 g di cipolla a dadini
- un petto di pollo

Cuoci il petto di pollo al forno con sale e pepe. Mescola tutti gli ingredienti in una ciotola e condisci con aceto di vino bianco (o in alternativa, il succo di mezzo limone), sale e pepe a piacere.

Totale Carboidrati: 9.2 g
Totale Calorie: 164

- 60 g di ravanelli a fettine
- 60 g di cipolla rossa a fettine
- 60 g di pomodoro a fettine
- 130 g di lattuga romana tagliata
- 130 g di rucola tagliata
- 30 g di formaggio feta
- Una bistecca di filetto di manzo (120 g circa)

Mescolare tutte le verdure in una ciotola e condire con sale, pepe, olio d'oliva ed aceto di vino rosso a piacere. Dopo aver mischiato per bene, spargere la feta sbriciolata sopra l'insalata. Nel frattempo, cuocere la bistecca ai ferri e condire con sale e pepe a piacimento. Quando è pronta, adagiarla sullo strato di feta.

Totale Carboidrati: 11.7 g
Totale Calorie: 401

- 60 g di spinaci freschi
- 120 g di lattuga romana tagliata
- 60 g di gamberi
- 3 fette di avocado
- un cucchiaino di coriandolo fresco tritato

Cuoci i gamberi in una padella nel succo di mezzo lime, sale, pepe ed il coriandolo tritato. In una ciotola, mescolare gli spinaci, la lattuga e l'avocado e condire con un filo d'olio d'oliva, sale e pepe. Quando i gamberi sono cotti, aggiungerli all'insalata e mescolare.

Totale Carboidrati: 7.3 g
Totale Calorie: 277

Altre opzioni per un pranzo a basso contenuto di carboidrati

- Un uovo
- Un petto di pollo tagliato a dadini
- Un cucchiaino di zenzero in polvere
- Un cucchiaino di aglio tritato
- 60 g di broccoli tagliati

Riscaldare un filo d'olio d'oliva in una padella ed aggiungervi il petto di pollo, l'uovo sbattuto, lo zenzero e l'aglio. Cuocere per 10 minuti a fuoco medio prima di aggiungere i broccoli. Cuocere per altri 10 minuti. Salare e pepare a piacere. Per un sapore più deciso, aggiungere un cucchiaio di amminoacidi liquidi.

Totale Carboidrati: 5.8 g
Totale Calorie: 214

- 2 fette di prosciutto di tacchino

- 2 fette di pancetta tagliate a striscioline, già cotte
- 1 foglia di lattuga romana già tagliata
- 4 fette di pomodoro

Stendere le fette di tacchino, adagiarvi sopra lattuga, pomodoro e pancetta ed arrotolare.

Totale Carboidrati: 6.7 g
Totale Calorie: 165

- 1 lattina da 80 g di tonno al naturale
- 1 cucchiaio di yogurt magro
- 60 g di sedano a dadini
- 1 cucchiaino di succo di limone fresco
- 2 fette di pomodoro

Mescolare il tonno, lo yogurt, il sedano ed il succo di limone in una ciotola, salare e pepare a piacere. Disporre le fette di pomodoro su un piatto e spargervi sopra il misto di tonno e sedano.

Totale Carboidrati: 3.8 g
Totale Calorie: 220

Cena a basso contenuto di carboidrati

Quando si segue una dieta a basso contenuto di carboidrati, è importante cenare almeno 3 ore prima di andare a letto. Questo permetterà al tuo stomaco di digerire la cena completamente. I tempi sono davvero importanti durante una dieta a basso contenuto di carboidrati, infatti, dovresti cenare almeno 4 ore e mezza dopo aver pranzato. In questo modo, non ti verrà la tentazione di mangiare cibi grassi che non fanno parte della tua dieta. Fai in modo di avere tutti gli ingredienti a portata di mano prima di iniziare a cucinare, in questo modo, non dovrai ricorrere a "sostituti" veloci ma poco salutari per tamponare la fame.

Ecco una lista di diversi tipi di piatti da consumare a cena durante una dieta a basso contenuto di carboidrati:

Ai ferri

- 2 hamburger magri di tacchino
- 60 g di spinaci freschi
- 2 cucchiai di salsa piccante Sriracha
- 2 fette di formaggio svizzero magro

Cuoci gli hamburger di tacchino su una piastra. Quando sono cotti, adagiali su un piatto e coprili con le fette di formaggio mentre sono ancora caldi, in modo che questo si fonda. Aggiungi gli spinaci e la salsa.

Totale Carboidrati: 4.5 g
Totale Calorie: 342.5

- 1 petto di pollo (120 g circa)
- 1 peperone verde
- 2 funghi champignon grandi
- mezza cipolla rossa

Taglia il pollo, la cipolla, i peperoni ed i funghi in pezzi grossolani. Prepara degli spiedini infilzando le verdure ed il pollo alternativamente. Versa dell'olio d'oliva sopra gli spiedini (o se si preferisce, dell'olio aromatizzato all'aglio). Grigliare per 15 minuti, facendo in modo di girare spesso, affinché tutti i lati siano ben cotti.

Totale Carboidrati: 12.2 g
Totale Calorie: 148

- mezzo pomodoro a dadini
- 130 g di broccoli tagliati
- 2 cucchiai di vinaigrette
- 1 petto di pollo (120 g circa)

Porre i pomodori ed i broccoli conditi con la vinaigrette su un foglio di carta stagnola, porre la stagnola sulla piastra e cuocere per 10 minuti. Spargere dell'olio d'oliva sul petto di pollo e cuocerlo sulla piastra per 20 minuti. Quando è tutto pronto, versare pomodori e broccoli sul pollo, compresi i liquidi che le verdure hanno rilasciato durante la cottura.

Totale Carboidrati: 10.2 g
Totale Calorie: 231

- 1 filetto di salmone
- 3 fette di limone
- 130 g di broccoli tagliati
- 130 g di zucchine a fettine
- 1 cucchiaino di prezzemolo tritato

Versare un filo d'olio d'oliva sul salmone, spargervi sopra il prezzemolo tritato e salare e pepare a piacere. Porre le 3 fettine di limone sul salmone e cuocere sulla piastra per 8-10 minuti. Separatamente, cuocere broccoli e zucchine su un foglio di carta stagnola, aggiungendo un filo d'olio. Salare e pepare a piacere. Cuocere le verdure per 15 minuti.

Totale Carboidrati: 9.9 g

Totale Calorie: 288

Al forno

- 1 petto di pollo (120 g circa)
- 30 g di parmigiano grattugiato
- 1 uovo
- succo di un limone
- 130 g di cavolfiore tagliato

Mescolare in una ciotola l'uovo ed il parmigiano. Intingere il petto di pollo nel miscuglio. Cuocere al forno per 30 minuti a 180 gradi. Quando il pollo è a metà cottura, spremervi sopra il limone ed aggiungere il cavolfiore tutto attorno. Condire con un filo d'olio, sale e pepe.

Totale Carboidrati: 6.6 g
Totale Calorie: 327

- 2 cucchiai di gorgonzola stagionato
- Una fettina di controfiletto (90 g circa)

- 130 g di asparagi

Condire la bistecca con sale e pepe. Sbriciolarvi sopra il gorgonzola ed infornare a 180 gradi per 5-10 minuti. Condire gli asparagi con un cucchiaino d'olio d'oliva, sale, pepe ed aglio in polvere. Infornare per 10 minuti a 180 gradi.

Totale Carboidrati: 6.0 g
Totale Calorie: 265

- 1 filetto di merluzzo (o altro pesce bianco)
- 60 g di cavoletti di Bruxelles
- 60 g di fagiolini verdi tagliati

Preriscalda il forno a 180 gradi. Spargi sul pesce un filo d'olio d'oliva, succo di limone, sale e pepe. Inforna per 15-20 minuti. In una ciotola, mescola i cavoletti di Bruxelles ed i fagiolini verdi con olio d'oliva, aglio fresco, succo di limone, sale e pepe a piacere. Cuoci le verdure in una padella a fuoco medio per 10 minuti, o fino a quando sono completamente cotte.

Totale Carboidrati: 7.5 g
Totale Calorie: 224

Ai fornelli

- 130 g di germogli di soia
- mezzo peperone verde tagliato a pezzetti
- 60 g di funghi a fettine
- Un petto di pollo tagliato a striscioline
- un cucchiaio di amminoacidi liquidi
- 1 spicchio d'aglio

Cuoci il petto di pollo in una padella con un filo d'olio d'oliva, l'aglio, gli amminoacidi liquidi, sale e pepe a piacere. Quando il pollo è a mezza cottura, aggiungi il peperone, i funghi ed i germogli di soia e cuoci per circa dieci minuti a fuoco medio. A piacere, si può anche aggiungere del peperoncino in polvere.

Totale Carboidrati: 8.0 g
Totale Calorie: 173

- 12 scampi medi
- 120 g di broccoli tagliati

- 120 g di zucca a dadini
- 1 cucchiaino di spezie Old Bay

Mescolare gli scampi, i broccoli e la zucca in una ciotola con un filo d'olio d'oliva ed un cucchiaino di spezie Old Bay. Riscaldare una padella a fuoco medio e cuocere per 5-10 minuti, o finché gli scampi sono pronti.

Totale Carboidrati: 10.0 g
Totale Calorie: 172

- 60 g di scalogno a dadini
- una bistecca di controfiletto tagliata a dadini
- 60 g di funghi a fettine
- 120 g di verza tagliata
- 1 cucchiaio di zenzero fresco tritato
- 1 cucchiaio di amminoacidi liquidi
- 1 cucchiaino di aglio fresco tritato
- 1 cucchiaino di pepe nero in grani

Marinare la bistecca per 2 ore in un miscuglio fatto con l'aglio, lo zenzero, il pepe e gli amminoacidi liquidi. Cuocere in una padella le verdure e la bistecca insieme per 10 minuti a fuoco medio.

Totale Carboidrati: 9.8 g
Totale Calorie: 268

Diritti d'autore

Diritti d'autore, note legali e dichiarazione di non responsabilità:

Questa pubblicazione è protetta dall'US Copyright Act del 1976 ed ogni altra legge applicabile a livello internazionale, federale, statale e locale, tutti i diritti sono riservati, inclusi i diritti di rivendita: non si autorizza a dare o vendere questa guida a nessun'altra persona. Da notare che la maggior parte di questa pubblicazione si basa su esperienza personale e fatti aneddotici. Sebbene l'autore e l'editore (e il traduttore) abbiano posto tutta la cura possibile nel cercare di ottenere completa accuratezza dei contenuti di questa guida, non si assumono alcuna responsabilità per errori o omissioni. Inoltre, le informazioni di questa guida vanno usate nel modo che si ritiene più opportuno e a proprio rischio.

Parte 2

Non lasciare che i dolcificanti distruggano la tua dieta!

La maggiorparte delle diete low carb incoraggia l'uso di dolcificanti artificiali. Può sembrare logico, dal momento che gli zuccheri naturali sono ricchi di carboidrati e calorie.

Sfortunatamente, gli zuccheri artificiali hanno 3 problemi fondamentali.

1) Il corpo tende a immagazzinarli

Gli zuccheri artificiali non sono naturali, quindi il vostro corpo non sa come processarli. Invece di scomporli, li accumula facendovi prendere peso.

2) Danneggiano il meccanismo brucia grassi

Susan Switers, prof.ssa di scienze comportamentali alla PurdueUniversity, ha condotto numerosi studi sui dolcificanti.

Secondo la sua opinione, i dolci contengono molte più calorie rispetto alle altre categorie alimentari. Quando la lingua recepisce il dolce, il cervello manda un segnale allo stomaco per prepararlo alla digestione delle calorie extra.

I dolcificanti non hanno calorie, quindi il corpo non sa come gestirli. Si prepara a bruciare più calorie senza però ricevere il surplus. Con il tempo, il corpo smetterà di attivare questo "stato di preparazione", diminuendo quindi l'efficienza del meccanismo brucia grassi.

3) Spingono a mangiare di più
Bruciare calorie innesca un senso di soddisfazione che incoraggia a smettere di mangiare.

I dolcificanti aggirano questo processo rendendo difficile il raggiungimento del senso di sazietà.

Non siete ancora convinti? Date un'occhiata a questi studi!

Diverse ricerche hanno dimostrato l'effetto nocivo dei dolcificanti:

S. E. SwitherseT. L. Davidson in *The Journal of Behavioral Neuroscience* (2008):
Questo studio ha dimostrato che i dolcificanti artificiali scatenano nel nostro corpo risposte psicologiche e ormonali che fanno aumentare dipeso.

Appetite Journal (2013):
Questo studio ha dimostrato un maggiore aumento di peso derivante dall'uso di dolcificanti.

Nature Journal (2014):
In questo studio, i soggetti consumatori di dolcificanti presentavano un elevato livello di zuccheri nel sangue che, in alcuni casi, era a livello prediabetico.

Yale Journal of Biology and Medicine (2010):
Da questo studio è emerso un legame tra l'obesità e il consumo di dolcificanti.

Non rovinare la tua dieta!
Ogni ricettadi questo libro è SENZA DOLCIFICANTI, quindi non preoccupatevi, non rovinerete la vostra dieta. I nostri ingredienti contengono il giusto quantitativocalorico,per permettere al vostro corpo di elaborare il cibo in maniera sana senza un conseguente aumento di peso.

Chiaramente sarà necessario mangiare con moderazione. Per questo motivo, abbiamo elencato la quantità di carboidrati e i valori nutrizionali in ogni ricetta. Potrete godervi i vostri peccati di gola tutte le volte che vorrete, a patto che teniate sotto controllo i valori per potervi regolare.

Da momento che non verranno usati dolcificanti, sarò necessario conservare i dolci in frigorifero.

Trucchi e consigli

Vaniglia

In ogni ricetta di questo libro troverete i baccelli di vaniglia

Usate un coltello dalla punta acuminata per tagliare il baccello lungo la sua apertura e usate lo stesso coltello per raschiare via i semi. I semi possono essere spolveratisul vostro dolce per massimizzarne il gusto.

Un'altra opzione è quella di polverizzare finemente i semi estratti usando un mortaio e un pestello. Potete unirli a un ingrediente liquido (come latte o acqua) prima di amalgamarli nel dolce.

Se non avete i baccelli potete sostituirli con l'estratto di vaniglia: un baccello corrisponde a un cucchiaino di estratto di vaniglia (per sicurezza fate riferimento alla confezione in quanto l'intensità dell'estratto può variare).

Non buttate i baccelli vuoti: metteteli nel vasetto dello zucchero per aggiungergli un delizioso aroma alla vaniglia!

Differenze territoriali

Nella stesura originale gli ingredienti di questo libro sono riportati con il loro nome americano.[1]

Ecco alcunetraduzioni per i lettori internazionali:
Banana bread = un plumcake alla banana.

Cookies = oltre ad indicare i semplici biscotti italiani, "cookies" viene spesso usato nella sua forma originale per indicare i cookies americani, più grandi e ricchi.

---

[1] Nella traduzione italiana alcuni termini perderebbero di significato, per questo alcuni ingredienti e strumenti manterranno il loro nome originale.

Fudge = una specie di caramella a base di latte, burro e zucchero.[2]

Lamingtontin = teglia rettangolare bassa e lunga.

Muffin = un soffice pasticcino a forma di "cilindro allargato".

Le unità di misura utilizzate sono metriche.[3] In assenza di un'indicazione diversa, le quantità corrispondono al totale (quindi all'indicazione *'2 tuorli grandi (30ml)'* si vuole indicare che il peso totale dei due tuorli corrisponde a 30ml). Potete sostituire le dimensioni di uova e frutta (ad esempio più grandi) senza cambiare il gusto finale.

---

[2] Collins dictionary online;
https://www.collinsdictionary.com/it/dizionario/ingles e-italiano/fudge.
[3] Nel testo originale sono presenti anche le misure imperiali. Ai fini della traduzione italiana sono state mantenute solo le misure metriche.

1) Fudge al cioccolato con latticello

Fudge al cioccolato dal gusto unico: burroso e cremoso.

Carboidrati: 2,5g per una porzione grande.
Ingredienti per 12 porzioni grandi.
Ingredienti
120ml di latticello
55g di olio di cocco
60ml di panna
230g di cioccolato organico in pezzi (70% di cacao) *

*Potete usare del cioccolato diverso ma sceglietene uno con un'alta percentuale di cacao in quanto contiene meno zucchero, diminuendo così la quantità di carboidrati.
Procedimento
1. Versateil latticello, l'olio di cocco e la panna in una casseruola.

2. Cucinate a fuoco lento e mescolate di tanto in tanto. Cucinate fino ad amalgamare tutti gli ingredienti.
3. Aggiungete i pezzi di cioccolato e mescolate regolarmente per permettere il loro totale scioglimento.
4. Versate il composto in una teglia rivestita di carta da forno.
5. Quando si sarà raffreddato mettetelo in frigorifero per 1/2 ore.

Valorinutrizionali (a porzione)
Calorie 93 (76 derivanti da grassi)
Grassi totali: 8,4g (13% del fabbisogno giornaliero)
Grassi saturi: 6g (30% FG[4])
Colesterolo: 3mg (1% FG)
Sodio: 2mg (0% FG)
Potassio: 1mg (0% FG)
Carboidrati: 3,4g (1% FG)
Fibre: 0,9% (4% FG)
Zuccheri: 2,8g
Proteine: 1,2g

---

[4] Fabbisogno giornaliero

2) Crêpes

Una variante della ricetta classica. Semplice e deliziosa.

Carboidrati: 2,8g per crêpe
Ingredienti per 11 crêpes

Ingredienti
45g di ricotta
45g di yoghurt
5 uova grandi (285g)
30g di farina di cocco
15g di farina d'avena
mezzo baccello di vaniglia

Procedimento

1. Con un robot da cucina, mescolate la ricotta e lo yoghurt ammorbidendoli leggermente.
2. Aggiungete le uova al composto e mescolate nuovamente ma per poco.
3. Aggiungete la farina di cocco, la farina d'avena e la vaniglia.

4. Mescolate per circa un minuto fino ad ottenere un composto liscio.
5. Versate circa 3 cucchiai di composto in una padella antiaderente per formare un'unica crêpe. Potrebbe essere necessario aggiungere altro composto per raggiungere la dimensione desiderata.
6. Ruotate la padella per stendere il composto fino a ricoprirla completamente. Usate il dorso di una spatola per premere la crêpe sul fondo.
7. Cucinate a fuoco medio.
8. Capovolgete la crêpe (usando la spatola) e cucinatela sull'altro lato per non più di un paio di secondi.

Valori nutrizionali (a porzione)
Calorie 174 (127 derivanti da grassi)
Grassi totali 14,1g   (22% FG)

Grassi saturi 2,7g   (14% FG)
Colesterolo 152mg   (51% FG)
Sodio 316mg   (13% FG)
Potassio 98mg   (3% FG)
Carboidrati 4,2g (1% FG)
Fibre 1,4g (6% FG)
Zuccheri 1,4g
Proteine 9,3g

3) Gelato alla mandorla

Un delizioso gelato con un intenso sapore di mandorle.

Carboidrati: 5,7g a pallina
Ingredienti per 30 palline
Ingredienti
5 uova grandi (285g)
175g di miele
un baccello di vaniglia
500ml di panna
170g di mandorle
Procedimento

1. Rompete le uova e separate i tuorli dagli albumi.
2. Usate una frusta per sbattere i tuorli ottenendo un composto cremoso.
3. Mentre sbattete le uova, aggiungete gradualmente metà del miele.
4. Aggiungete la vaniglia.

5. In un'altra ciotola sbattete la crema. Potete farlo a mano ma con la frusta elettrica impiegherete meno tempo. Quando la crema inizia ad addensarsi, aumentate la velocità.
6. Inizierà a diventare schiumosa e potranno formarsi dei picchi morbidi. Quando è pronta, i picchi dovrebbero curvarsi non appena smettere di sbattere. Controllate a intervalli regolari perché, se sbattete troppo a lungo, potreste trovarvi con una consistenza simile a quella del burro!
7. In una ciotola separata e asciutta, sbattere gli albumi fino al formarsi dei picchi morbidi.
8. Una volta che i picchi si sono formati, versate lentamente il miele rimanente

nel composto, continuando a sbattere fino ad ottenere una consistenza densa.
9. Prendete 3 cucchiai di composto e aggiungetelo agli albumi, mescolando lentamente dall'alto verso il basso. Ripetete fino alla fine del composto.
10. Sbucciate e sminuzzate le mandorle.
11. Aggiungete le mandorle al composto e mescolate lentamente per amalgamare il tutto.
12. Con un cucchiaio, mettete il composto in un recipiente.
13. Riponetelo in freezer per tutta la notte. Per un miglior risultato si raccomanda di coprire il recipiente.

Variazioni

Potete sostituire le mandorle con qualsiasi tipo di frutta secca. L'apporto di carboidrati cambierà di poco.

Valori nutrizionali (a porzione)
Calorie 106 (77 derivati da grassi)
Grassi totali 8,6g (13% FG)
Grassi saturi 4,3g (21% FG)
Colesterolo 58mg (19% FG)
Sodio 14mg (1% FG)
Potassio 51mg (1% FG)
Carboidrati 6,1g (2% FG)
Fibre 0,4g (2% FG)
Zuccheri 5g
Proteine 2,1g

4) Waffle girasole

L'originale utilizzo dei semi di girasole rende deliziosa e unica questa ricetta molto amata.

Carboidrati: 3,7g perwaffle
Ingredienti per 5 waffle
Ingredienti
3 cucchiai (12g) di semi di girasole
50g di farina di mandorle
4 uova grandi (228g)
125g di ricotta magra
1 cucchiaino(6ml) di succo di limone
Una punta di cucchiaino di sale
mezzo cucchiaino di lievito in polvere
15ml di olio di oliva
Procedimento

1. Usando un robot da cucina frullate i semi di girasole fino ad ottenere una farina.

2. Aggiungete tutti gli ingredienti (tranne l'olio di oliva) e mescolate per circa un minuto.Devono formarsi delle bollicine.
3. Aggiungere l'olio di oliva e mescolate per altri 30 secondi.
4. Ora il composto è pronto per essere cucinato nella piastra per waffle. Ogni modello è diverso ma, generalmente, si procede versando il composto al suo interno e accendendolo.

Variazioni

Potete sostituire i semi di girasole con la farina di mandorle. Provate anche a sostituire l'olio di oliva con dell'olio di cocco per un sapore unico. Nessuno di questi cambiamenti inciderà significativamente sulla quantità di carboidrati.

Valori nutrizionali (a porzione)
　Calorie 201 (135 derivanti da grassi)
　Grassi totali 15,1g　　(23% FG)
　Grassi saturi 3,9g　　(29% FG)

Colesterolo 156mg (52% FG)
Sodio 338mg (14% FG)
Potassio 86mg (2% FG)
Carboidrati 6,7g (2% FG)
Fibre 3g (12% FG)
Zuccheri 1,1g
Proteine 11,2g

5) Banana bread alle mandorle

Mmm...il profumo di questo dolce inebrierà la vostra casa. Ho già l'acquolina in bocca!

Carboidrati: 7,5g a fetta
Ingredienti per 16 fette
Ingredienti
70g di farina di mandorle
1 cucchiaino di lievito in polvere
70g di farina di cocco
Mezzo cucchiaino di sale
1 banana media (120g)
110g di olio di cocco
4 uova grandi (228g)
85g di miele
mezzo baccello di vaniglia
60g di mandorle
Procedimento

1. Preriscaldate il forno a 180°C.
2. Mescolate la farina di mandorle, il lievito in polvere, la farina di cocco e il sale.

3. Usando un robot da cucina riducete la banana in purea.
4. In una ciotola separata, mescolate la purea di banana, l'olio di cocco, le uova, il miele e la vaniglia fino a formare un composto liscio. Amalgamate con gli ingredienti secchi precedentemente mescolati.
5. Sbucciate le mandorle e sminuzzatele.
6. Aggiungete le mandorle sminuzzate al composto. Mixate tutti gli ingredienti fino ad amalgamarli completamente.
7. Ungete uno stampo per plum-cake con del burro e versatevi il composto.
8. Cucinate per circa 40 minuti. Fate la prova dello stecchino: se esce pulito, il dolce è pronto.

Valori nutrizionali (a porzione)
Calorie 148 (101 derivanti da grassi)
Grassi totali 11,2g (17% FG)
Grassi saturi 7,6g (38% FG)
Colesterolo 41mg (14% FG)
Sodio 171mg (7% FG)
Potassio 69mg (2% FG)
Carboidrati 10g (3% FG)
Fibre 2,5g(10% FG)
Zuccheri 5,7g
Proteine 3,4g

6) Frullato di frutti rossi

Una cremosa, deliziosa esplosione di frutti rossi.

Carboidrati: 5,6g a porzione
Ingredienti per 5 porzioni
Ingredienti
230g di panna
375g di frutti rossi (fragole, lamponi, mirtilli)
1 cucchiaio(18ml) di acqua di rose
Procedimento

1. Mettete la panna in una ciotola grande.
2. Usando una frusta, montatela lentamente.Potete farlo a mano ma con la frusta elettrica impiegherete meno tempo.
3. Quando la panna inizia a addensarsi, aumentate la velocità.

4. Inizierà a diventare schiumosa e si formeranno dei picchi. Quando è pronta, i picchi dovrebbero curvarsiappena smettete di montarla. Controllate a intervalli regolati perché se sbattete troppo a lungo potreste ritrovarvi con una consistenza simile a quella del burro!
5. Usando un robot da cucina, miscelate i frutti rossi con l'acqua di rose e continuate a mescolare fino a ottenere un composto liquido.
6. Riempite tre quarti di un bicchiere alto con il succo appena ottenuto.
7. Versate la panna per riempire il bicchiere

Valori nutrizionali (a porzione)
  Calorie 110   (82 derivanti da grassi)
  Grassi totali 9,1g   (14% FG)
  Grassi saturi 5,5g   (28% FG)
  Colesterolo 33mg   (FG 11%)
  Sodio 10mg   (0% FG)
  Potassio 150mg (4% FG)
  Carboidrati 7,3g (2% FG)
  Fibre 1,7g (7% FG)
  Zuccheri 4,3g
  Proteine 1,1g

7) Cookies croccanti giganti alla zucca

Crunch! Crunch! Questi cookies sono irresistibili, specialmente per il profumo "noccioloso" che emanano in cottura!

Carboidrati: 5,8g per cookie
Ingredienti per 5 cookies giganti
Ingredienti
¼ di una zucca di normali dimensioni (o 300g di purea di zucca, anche già pronta)
2 uova grandi (114g)
2 cucchiaini(9g) di olio di cocco
mezzo baccello di vaniglia
1 cucchiaio(6g) di farina di mandorle
1 cucchiaino di noce moscata
85g di noci brasiliane
Procedimento

1. Preriscaldate il forno a 180°C
2. Usando un robot da cucina, rendete la zucca in purea (potete usare anche

300g di purea già pronta ma potrebbe contenere zuccheri aggiunti)
3. In una terrina, sbattete le uova, l'olio di cocco, la purea di zucca e il la vaniglia fino ad amalgamarli completamente.
4. Aggiungete la farina di mandorle e la noce moscata.
5. Sbattete fino ad amalgamare il tutto.
6. Spezzettate le nocibrasiliane.
7. Foderate una teglia con della carta da forno e sparpagliate le noci formando un unico strato.
8. Mettete le noci in forno per tostarle. Abbiate cura di rimescolarle regolarmente per evitare che si brucino.

9. Dopo circa 5 minuti, le noci saranno pronte. Dovrebbero emanare il classico profumo di noce tostata.
10. Aggiungete le noci tostate al resto del composto e sbattete per amalgamare.
11. Foderate un'altra teglia con della carta da forno.
12. Mettete un'abbondante cucchiaiata di composto sulla teglia per formare un cookie gigante (potreste dover aggiungere altre cucchiaiate per evitare che i cookies risultino troppo piatti.)
13. Cucinate per 15 minuti. I bordi dovrebbero imbrunirsi.

Valori nutrizionali (a porzione)
Calorie 212   (161 derivanti da grassi)
Grassi totali 17,9g   (28% FG)
Grassi saturi 5g (25% FG)
Colesterolo 66mg   (22% FG)

Sodio 33mg (1% FG)
Potassio 137mg (4% FG)
Carboidrati 9,3g (3% FG)
Fibre 3,5g (14% FG)
Zuccheri 2,9g
Proteine 6,9g

8) Cookies proteici al burro di arachidi

Degli irresistibili cookies con una carica di proteine.

Carboidrati: 2g per cookie
Ingredienti per 14 cookies
Ingredienti
1 cucchiaio (14g) di olio di cocco
2 uova grandi (114g)
195g di burro di arachidi
125g di proteine in polvere alla vaniglia
Procedimento

1. Preriscaldate il forno a 180°C
2. Mescolate l'olio di cocco, le uova, il burro di arachidi e le proteine in polvere, creando un impasto denso.
3. Formatedellepalline.
4. Appiattite leggermente le palline appena formate per dare loro la forma di un biscotto.

5. Ponete i cookies su una teglia lasciando tra di loro uno spazio di circa 5cm.
6. Cucinate il tutto per circa 5/10 minuti fino a doratura.

Valori nutrizionali (a porzione)
Calorie 99 (77 derivanti da grassi)
Grassi totali 8,6g (13% FG)
Grassi saturi 2,5g (13% FG)
Colesterolo 23mg (8% FG)
Sodio 72mg (3% FG)
Potassio 98mg (3% FG)
Carboidrati 2,8g (1% FG)
Fibre 0,8g (3% FG)
Zuccheri 1,4g
Proteine 4,2g

9) Cookies "del cioccodipendente"

Un must per gli amanti del cioccolato!

Carboidrati: 9,8g per cookie
Ingredienti per 30 cookies
Ingredienti
145g di semi di girasole
1 cucchiaino di lievito in polvere
45g di cacao amaro
1 cucchiaino di sale
250g di burro di mandorle
55g di olio di cocco
2 uova grandi (114g)
255g di miele
unbaccello di vaniglia
250g di cioccolato organico in pezzi (70% di cacao) *

*Potete usare del cioccolato diverso ma sceglietene uno con un'alta percentuale di cacao in quanto contiene meno zucchero, diminuendo così la quantità di carboidrati
Procedimento

1. Preriscaldate il forno a 180°C
2. Usando un robot da cucina, frullate i semi di girasole per ottenerne una farina.
3. In una ciotola separata, unite la "farina" di semi di girasole con il lievito in polvere, il cacao in polvere e il sale.
4. Scaldate a poco a poco l'olio di cocco così che possa sciogliersi lentamente. Cercate di non usare una fonte di calore troppo forte, potrebbe bruciarsi.
5. In un'altra ciotola separata unite il burro di mandorle, l'olio di cocco, le uova, il miele e la vaniglia.
6. Unite i due composti in un'unica ciotola e date un'ultima mescolata.
7. Foderate una teglia con della carta da forno.

8. Prendete 1 cucchiaio di composto e ponetelo sulla teglia per formare un biscotto. Potreste dover aggiungere altro composto per dare ai biscotti la forma giusta. Lasciate tra di loro circa 5cm perchécresceranno durante la cottura.
9. Cucinate per circa 5/10 minuti fino all'imbrunirsi dei bordi. Durante la cottura, i cookies dovrebbero crescere e poi appiattirsi.
10. Ponete i cookies in un supporto di raffreddamento finché non si saranno solidificati.
11. Sciogliete i pezzi di cioccolato.
12. Immergete i cookies nel cioccolato sciolto.

13. Fate raffreddare i cookies in modo che il cioccolato possa solidificarsi.

Valori nutrizionali (a porzione)

Calorie 143 (93 derivanti da grassi)
Grassi totali 10,3g (16% FG)
Grassi saturi 3,8g (19% FG)
Colesterolo 12mg (4% FG)
Sodio 110mg (5% FG)
Potassio 104mg (3% FG)
Carboidrati 11,3g (4% FG)
Fibre 1,5g (6% FG)
Zuccheri 8,5g
Proteine 3,3g

10) Palline proteiche al cioccolato e burro di arachidi (senza cottura!)

Queste adorabili pallinenon sono solo deliziose... ma non richiedono nemmeno cottura!

Carboidrati: 1,5g a pallina
Ingredienti per 18 palline
Ingredienti
20g dicacao amaro in polvere
65g diburro di arachidi
65g di proteine in polvere alla vaniglia
1 cucchiaio (18ml) di acqua di rose
unbaccello di vaniglia
145g di noci brasiliane
Procedimento

1. Usando un robot da cucina, mixate il cacao in polvere, il burro di arachidi, le proteine in polvere, l'acqua di rose e la vaniglia formando un composto denso.

2. Mettete una cucchiaiata di composto su un piatto e formate una pallina di 5 cm. Potreste dover usare altro composto per dare la forma giusta.
3. Sminuzzate le noci brasiliane e distribuitele su un piatto.
4. Prendete le palline e passatele una ad una sulle noci.
5. Ponete il tutto su una teglia rivestita di carta da forno.
6. Ponete il composto in frigo per 1 ora.

Valori nutrizionali (a porzione)
Calorie 102   (77 derivanti da grassi)
Grassi totali 8,5g   (13% FG)
Grassi saturi 2g (10% FG)
Colesterolo 7mg   (2% FG)
Sodio 29mg   (1% FG)
Potassio 128mg   (4% FG)
Carboidrati 2,9g   (1% FG)
Fibre 1,4g (6% FG)
Zuccheri 0,8g
Proteine 5,5g

11) Barrette al cacao (senza cottura!)

Queste deliziose barrette sono un dolcetto perfetto da portare con sé. Inoltre, non richiedono cottura.

Carboidrati: 2,2g a barretta
Ingredienti per 6 barrette
Ingredienti
55g di burro di cocco
116g di formaggio spalmabile
1 cucchiaio di cacao amaro in polvere
44g di proteine in polvere alla vaniglia
20g di cioccolato organico in pezzi (70% di cacao) *

*Potete usare del cioccolato diverso ma sceglietene uno con un'alta percentuale di cacao in quanto contiene meno zucchero, diminuendo così la quantità di carboidrati.
Procedimento
1. Mescolate il burro di cocco e il formaggio spalmabile.

2. Aggiungete il cacao e le proteine in polvere.
3. Mescolate per amalgamare il tutto. Potreste aver bisogno di usare le mani.
4. Grattugiate i pezzi di cioccolato sopra al composto.
5. Continuate a mescolare per amalgamare perfettamente tutti gli ingredienti.
6. Rivestite una teglia con della carta da forno.
7. Versate il composto sulla teglia.
8. Ponete la teglia in frigorifero per circa 15 minuti. Il composto non dovrebbe indurirsi, il processo serve solo a raffreddarlo.

Valori nutrizionali (a porzione)
Calorie 64 (50 derivanti da grassi)
Grassi totali 5,6g (9% FG)
Grassi saturi 3,6g (18% FG)
Colesterolo 15mg (5% FG)
Sodio 42mg (2% FG)
Potassio 31mg (1% FG)
Carboidrati 2,3g (1% FG)
Fibre 0,1g (0% FG)
Zuccheri 1,7g
Proteine 1,3g

12) Pasta frolla alle mandorle

Di per sé questa pasta frolla non è dolce ma è una base perfetta per diversi dolci. Nelle ricette di cheesecake, torta con frutti di bosco e cannella, torta cremosa al limone e torta di zucca potrete trovare ispirazione per il suo utilizzo.

Carboidrati: 0.5g a porzione
Ingredienti per 8 porzioni
Ingredienti
3 cucchiai di burro (43g)
145g di farina di mandorle
Procedimento

1. Preriscaldate il forno a 180°C.
2. Sciogliete il burro in una casseruola.
3. Aggiungete la farina di mandorle e mescolate brevemente.

4. Versate il composto in uno stampo per torte.
5. Usate il dorso di una spatola per omogeneizzarlo.
6. Cucinate per 10 minuti fino a quando non inizia ad abbrustolirsi. Dopo i primi 5 minuti controllate regolarmente la cottura perché tende a bruciarsi in fretta.

Valori nutrizionali (a porzione)
Calorie 68 (63 derivanti da grassi)
Grassi totali 7g (11% FG)
Grassi saturi 2,9g (15% FG)
Colesterolo 11mg (4% FG)
Sodio 33mg (1% FG)
Potassio 1mg (0% FG)
Carboidrati 1,1g (0% FG)
Fibre 0,6g (2% FG)
Zuccheri 0,2g
Proteine 1,2g

13) Cheesecake

Un classico molto amato. In questa ricetta viene utilizzata la pasta frolla alle mandorle della ricetta precedente.

Carboidrati: 8,2g a porzione (pasta frolla inclusa)
Ingredienti per 8 porzioni
Ingredienti
60g di formaggio spalmabile magro
1 baccello di vaniglia
40g diuvetta
470g di panna
1 pasta frolla alle mandorle (vedi ricetta precedente)
Procedimento

1. In una ciotola, sbattete il formaggio spalmabile e la vaniglia per circa 2 minuti fino a consistenza liscia.
2. Con un robot da cucina, frullate l'uvetta.

3. In una ciotola separata aggiungete l'uvetta frullata e la panna. Sbattete tutto ad alta velocità per ottenere un composto sodo.
4. Delicatamente, mescolate a mano i due composti ottenuti.
5. Versate tutto sopra la pasta frolla.
6. Mettete la torta in frigorifero per farla compattare.

Valori nutrizionali (a porzione)
Calorie 489 (420 derivanti da grassi)
Grassi totali 46,7g (72%FG)
Grassi saturi 20,6g (>100% FG) [IN THE ORIGINAL DRAFT THE INDICATION WAS 3%]
Colesterolo 99mg (33% FG)
Sodio 209mg (9% FG)
Potassio 254mg (7% FG)
Carboidrati 11,6g (4% FG)
Fibre 3,4g (14% FG)
Zuccheri 4,7g
Proteine 9,4g
(Inclusi i valori della pasta frolla alle mandorle)

14) Torta confrutti di bosco e cannella

Una festa per il tuo palato! Anche qui sarà utilizzata la pasta frolla alle mandorle (vedi ricetta precedente).

Carboidrati: 6,3g a porzione (inclusa la pasta frolla)
Ingredienti per 8 porzioni
Ingredienti
400g di frutti rossi misti(fragole, lamponi, mirtilli)
1,5g di sale
175ml d'acqua
30g di amido di maranta (o amido di mais)
1 cucchiaio di olio di cocco (13g)
1 cucchiaio di cannella in polvere (7.8g)
1 pasta frolla alle mandorle (vedi ricetta precedente)
Procedimento

1. Su una casseruola di media grandezza, aggiungi un quarto dei frutti rossi, il sale e l'acqua.

2. Portate a bollore e mescolate durante la cottura.
3. Dopo 3 minuti, i frutti rossi dovrebbero essersi ammorbiditi, quindi aggiungete l'amido di maranta e mescolate fino al suo completo assorbimento.
4. Aggiungete l'olio di cocco e continuate a mescolare.
5. Quando l'olio di cocco si è sciolto completamente aggiungete i restanti frutti rossi.
6. Continuate a mescolare fino ad ammorbidirli.
7. Aggiungete la cannella in polvere.
8. Versate il composto sopra alla pasta frolla.
9. Mettete la torta in frigorifero per farla compattare.

Valori nutrizionali (a porzione)
Calorie 122 (85 derivanti da grassi)
Grassi totali 9,4g (14% FG)
Grassi saturi 5,5g (28% FG)
Colesterolo 4mg (1% FG)
Sodio 304mg (13% FG)
Potassio 69mg (2% FG)
Carboidrati 9,1g (3% FG)
Fibre 2,8g (11% FG)
Zuccheri 3,8g
Proteine1,5g
(Inclusi i valori della pasta frolla alle mandorle)

15) Torta cremosa al limone

Yum! Questa torta al limone è irresistibile. Verrà utilizzata la pasta frolla alle mandorle (vedi ricetta precedente).

Carboidrati: 11,1g a porzione (inclusa la pasta frolla)
Ingredienti per 8 porzioni
Ingredienti
5 uova grandi (285g)
85g di miele
150ml di pannaper la farcitura
3 limoni medi (174g)
1 pasta frolla alle mandorle (vedi ricetta precedente)
50ml di panna per le decorazioni
Procedimento

1. Preriscaldate il forno a 160°C.
2. Sbattete delicatamente uova e miele.
3. Aggiungete la panna e sbattete, sempre delicatamente.

4. Grattugiate la scorza dei limoni e spremeteli.
5. Aggiungete il succo di limone e le scorze.
6. Mescolate per amalgamare il tutto.
7. Versate il composto sulla pasta frolla alle mandorle.
8. Cucinate per circa 40 minuti. A fine cottura, il composto non dovrebbe essere troppo liquido.
9. Lasciate raffreddare.
10. Montate il resto della panna e usatela per ricoprire la torta.
11. Mettete dei pezzi di limone sopra la torta per un gusto più aspro.

Valori nutrizionali (a porzione)
Calorie 231 (172 derivanti da grassi)
Grassi totali 19,1g (29% FG)
Grassi saturi 9,6g (48% FG)
Colesterolo 148mg (49% FG)
Sodio 81mg (3% FG)
Potassio 77mg (2% FG)
Carboidrati 12g (4% FG)
Fibre 0,9g (4% FG)
Zuccheri 9,7g
Proteine 5.3g
(Inclusi i valori della pasta frolla alle mandorle)

16) Torta di zucca

Porta a casa l'intensità dell'autunno con questa deliziosa torta di zucca! In questa ricetta sarà utilizzata la pasta frolla alle mandorle (vedi ricetta precedente).

Carboidrati: 13,4g a porzione (inclusa la pasta frolla)
Ingredienti per 8 porzioni
Ingredienti
2 uova grandi (114g)
250g di zucca in pezzi
90g di panna
5 cucchiai di miele (106g)
1 baccello di vaniglia
3g di sale (mezzo cucchiaino)
1 cucchiaino di cannella (2.6g)
1,3g di noce moscata (mezzo cucchiaino)
1,3g di spezie miste (mezzo cucchiaino)
1 pasta frolla alle mandorle (vedi ricetta precedente)

Procedimento

1. Preriscaldate il forno a 180°C.
2. Sbattetelievemente le uova.
3. Con un robot da cucina, frullate la zucca.
4. Versate la zucca frullata in una ciotola.
5. Aggiungete la panna e le uova e mescolate.
6. Aggiungete il miele, la vaniglia, il sale, la cannella e il mix di spezie. Mescolate fino all'assorbimento di tutti gli ingredienti.
7. Versate il composto sopra la pasta frolla alle mandorle.
8. Mettete la torta in frigo per farla compattare.

Valori nutrizionali (a porzione)
Calorie 166   (104 derivanti da grassi)
Grassi totali 11,5g   (18% FG)

Grassi saturi 5,9g (29% FG)
Colesterolo 68mg (23% FG)
Sodio 201mg (8% FG)
Potassio 98mg (3% FG)
Carboidrati 14,9g (5% FG)
Fibre 1,5g (6% FG)
Zuccheri 12,1g
Proteine 2,8g
(Inclusi i valori della pasta frolla alle mandorle)

17) Muffin "sbriciolosi" alla noce moscata.

Questi muffin hanno una consistenza favolosa. Giàtoccandoli, ne sarete subito appagati.

Carboidrati: 4,1g per muffin
Ingredienti per 8 muffin
Ingredienti

Muffin
6 uova grandi (342g)
225ml di latte di mandorla
2 cucchiai di succo di limone (36ml)
1 cucchiaio di scorze di limone (6g)
50g di olio di cocco
75g di farina di cocco

Topping
2 cucchiai di zucchero di cocco(25g)
2 cucchiai di farina di cocco (14g)
1 cucchiaino di noce moscata (2.6g)
Procedimento

1. Preriscaldate il forno a 180°C.
2. Ungete leggermente uno stampo per muffin.
3. Con un robot da cucina, mescolate le uova.
4. Aggiungete il latte di mandorla, il succo di limone e le scorze di limone, Mescolate per circa 1 minuto per amalgamare il tutto.
5. Scaldate a poco a poco l'olio di cocco così che possa sciogliersi lentamente. Cercate di non usare una fonte di calore troppo forte, potrebbe bruciarsi.
6. Aggiungete l'olio di cocco e mescolate nuovamente per un altro minuto.
7. Ripetete il procedimento dopo aver aggiunto anche la farina di cocco.

8. Versate il composto nello stampo per muffin.
9. Cucinate per circa 40 minuti.
10. Lasciate raffreddare.
11. Intanto, in una ciotola, preparate il topping: mescolate perfettamente lo zucchero di cocco, la farina di cocco e la noce moscata.
12. Versate il topping sui muffin e usate il dorso di una spatola per omogeneizzarlo.

Valori nutrizionali (a porzione)
Calorie 235   (183 derivanti da grassi)
Grassi totali 20,3g   (31% FG)
Grassi saturi 15,1g   (75% FG)
Colesterolo 130mg   (43% FG)
Sodio 72mg   (3% FG)
Potassio 128mg (4% FG)
Carboidrati 8,9g (3% FG)
Fibre 4,8g   (19% FG)
Zuccheri 1,4g
Proteine 6,2g

18) Muffin alla cannella

Deliziosi muffin alla cannella, facilissimi da preparare.

Carboidrati: 1,2g per muffin
Ingredienti per 12 muffin
Ingredienti
2 cucchiaini (9,6g) di lievito in polvere
1 cucchiaio (7,8g) di cannella
240g di farina di cocco
¼ di cucchiaino (1,5g) di sale
2 cucchiai (14g) di olio di cocco
2 cucchiai (36ml) di latte di cocco
4 uova grandi (228g)
75ml di acqua
Procedimento

1. Preriscaldate il forno a 180°C.
2. Unite il lievito in polvere, la cannella, la farina di cocco e il sale.
3. Scaldate a poco a poco l'olio di cocco così che possa sciogliersi lentamente.

Cercate di non usare una fonte di calore troppo forte, potrebbe bruciarsi.

4. In una ciotola separata, mescolate l'olio di cocco, il latte di cocco, le uova e l'acqua e amalgamate completamente.
5. Unite i due composti ottenuti.
7. Imburrate leggermente uno stampo per muffin.
8. Versate il composto all'interno dello stampo.
9. Cucinate per circa 15/20 minuti.

Valori nutrizionali (a porzione)
Calorie 81   (64 derivanti da grassi)
Grassi 7,1g   (11% FG)
Grassi saturi 3,1g   (16% FG)
Colesterolo 55mg   (18% FG)
Sodio 218mg   (9% FG)
Potassio 113mg   (3% FG)
Carboidrati 2,3g   (1% FG)
Fibre 1g   (4% FG)
Zuccheri 0,4g
Proteine 3,1g

19) Torta a strati con frutti rossi

La combinazione unica di due ricette per una torta irresistibile.

Carboidrati: 4,8g a porzione (inclusi i valori dell'impasto per i muffin alla cannella e del frullato di frutti rossi)
Ingredienti per 8 porzioni
Ingredienti
Questa ricotta è la combinazione di due ricette: frullato di frutti rossi e muffin alla cannella. Ci sono un paio di cambiamenti che ho spiegato di seguito.
Procedimento

1. Seguite la ricetta per creare il frullato di frutti rossi ma lasciate il composto in una ciotola.
2. Seguite il procedimento dei muffin alla cannella ma omettete la cannella e cucinate il composto in una tortiera grande (non nello stampo per muffin).

3. Quando la torta è pronta lasciatela raffreddare.
4. Tagliate la torta in due dischi.
5. Versate ¾ del frullato di frutti rossi per formare il primo strato.
6. Ponete il secondo disco precedentemente tagliato.
7. Versate e uniformate il restante frullato per completare la torta.

Valori nutrizionali (a porzione)
Calorie 185 (148 derivanti da grassi)
Grassi totali 16,4g (25% FG)
Grassi saturi 8,2g (41% FG)
Colesterolo 102mg (34% FG)
Sodio 333mg (14% FG)
Potassio 249mg (7% FG)
Carboidrati 6,8g (2% FG)
Fibre 2g (8% FG)
Zuccheri 2,9g
Proteine 5,3g
(inclusi i valori dell'impasto per i muffin alla cannella e del frullato di frutti rossi)

20) Torta al cioccolato e frutti rossi

La ricetta di questa torta ha 3 parti. Ne vale la pena: il risultato sarà davvero delizioso!

Carboidrati: 12g a porzione
Ingredienti per 12 porzioni
Ingredienti

Per la base:
120g di farina di mandorle
2 cucchiaini (9,6g) di lievito in polvere
2 cucchiai (15g) di cacao amaro in polvere
100g di noccioline sminuzzate
2 cucchiai (30ml) di miele
¼ di cucchiaino (1,5g) di sale
1 baccello di vaniglia
6 uova medie (318g)

Per la glassa:
80g di burro non salato
200g di formaggio spalmabile
40ml di panna

1 baccello di vaniglia
2 cucchiai (30g) di cacao amaro in polvere
3 cucchiai (44ml) di miele
1 cucchiaino (2,6g) di cannella

Per il topping di frutti rossi:
375g di frutti rossi misti (fragole, lamponi, mirtilli)

Procedimento

Per la torta:

1. Preriscaldate il forno a 190°C.
2. Unite la farina di mandorle, il lievito in polvere, il cacao amaro in polvere, le noccioline sminuzzate, il miele, il sale e la vaniglia.
3. In una ciotola separate, sbattete delicatamente le uova e unitele al composto formato in precedenza.
4. Ungete uno stampo per torte.
5. Versate il composto nello stampo.

6. Cucinate per circa 20 minuti. La torta dovrebbe risultare molle ma compatta.

Per la glassa:

1. Unite il burro, il formaggio spalmabile, la panna e la vaniglia. Per un risultato migliore, lasciate il burro fuori dal frigo per un aio d'ore, così risulterà più morbido.
2. Una volta amalgamato, aggiungete il cacao in polvere, il miele e la cannella.
3. Mescolate tutti gli ingredienti fino ad amalgamarli completamente. Fate attenzione a non rendere il composto troppo liquido.

Per il topping di frutti rossi:

1. Prendete metà dei frutti rossi e, con un robot da cucina, frullateli.
2. Solo metà dei frutti rossi dovrà essere frullato, i restanti saranno utilizzati come decorazione.

Per l'assemblaggio finale:

1. Lasciate che la torta di raffreddi completamente.
2. Versate la glassa sopra la torta e copritela completamente.
3. Usate il dorso di una spatola per uniformare la glassa.
4. Prendere un cucchiaio di frutti rossi frullati e versatelo sulla torta. Usate il dorso di una spatola per uniformarli. Aggiungere gradualmente tutto il composto e fate attenzione a non metterne troppo in una volta per evitare di bagnare troppo la torta.
5. Prendete i frutti rossi rimanenti e metteteli sopra la torta come decorazione.

Valori nutrizionali (a porzione)
Calorie 267 (193 derivanti da grassi)
Grassi 21,4g (33% FG)
Grassi saturi 9,1g (46% FG)
Colesterolo 119mg (40% FG)
Sodio 173mg (7% FG)
Potassio 253mg (7% FG)
Carboidrati 14,6g (5% FG)
Fibre 2,6g (10% FG)
Zuccheri 9,9g
Proteine 7,4g

21) Torta cacao e albicocche

Deliziosa torta al cioccolato con un sentore di albicocca.

Carboidrati: 9,3g a porzione
Ingredienti per 12 porzioni
Ingredienti
10 albicocche
1 banana media (120g)
110ml di olio di cocco
250g di cacao amaro in polvere
2 uova grandi (114g)
1 baccello di vaniglia
55g di farina di mandorle
1 cucchiaino (4.8g) di lievito in polvere
½ cucchiaino (3g) di sale
Procedimento

1. Preriscaldate il forno a 180°C.
2. Con un robot da cucina, frullate le albicocche in purea.

3. Aggiungete la banana e continuate a frullare.
4. Versate la purea ottenuta in una ciotola.
5. Scaldate a poco a poco l'olio di cocco così che possa sciogliersi lentamente. Cercate di non usare una fonte di calore troppo forte, potrebbe bruciarsi. Aggiungete l'olio di cocco sciolto, il cacao in polvere, le uova e la vaniglia. Amalgamate completamente.
7. In una ciotola separata, aggiungete la farina di mandorle, il lievito in polvere, il sale e il cacao rimanente. Mescolate ancora.
8. Unite i due composti ottenuti e mescolate delicatamente fino ad ottenere un composto liscio.

9. Ungete una teglia e versatevi sopra il composto. Usate il dorso di una spatola per uniformarlo.
10. Cucinate per circa 30 minuti. Fate la prova dello stecchino: se esce pulito, il dolce è pronto.

Valori nutrizionali (a porzione)

Calorie 161 (116 derivanti da grassi)
Grassi 12,9g (20% FG)
Grassi saturi 9,3g (46% FG)
Colesterolo 27mg (9% FG)
Sodio 120mg (5% FG)
Potassio 438mg (13% FG)
Carboidrati 17,2g (6% FG)
Fibre 7,9g (32% FG)
Zuccheri 4,3g
Proteine 5,8g

22) Torta di carote

Un classico molto amato.

Carboidrati: 5g a porzione
Ingredienti per 16 porzioni

Ingredienti

209g di olio di cocco
5 uova grandi (285g)
3 cucchiai (44ml) di miele
1 baccello di vaniglia
45g di noci brasiliane
150g di carote grattugiate
65g di noci
145g di farina di mandorle
2 cucchiaini (9,6g) di lievito in polvere
2 cucchiaini (5,2g) di cannella

Procedimento

1. Preriscaldate il forno a 170°C.
2. Scaldate a poco a poco l'olio di cocco così che possa sciogliersi lentamente. Cercate di non usare una fonte di calore troppo forte, potrebbe bruciarsi.
3. Sbattete le uova, il miele e la vaniglia.

4. Aggiungete le noci brasiliane, le carote e le noci e mescolate bene.
5. Aggiungete la farina di mandorle, il lievito in polvere e la cannella e amalgamate completamente.
6. Versate il composto in uno stampo.
7. Cucinate per circa 40 minuti. Fate la prova dello stecchino; se esce pulito, il dolce è pronto.

Valori nutrizionali (a porzione)
Calorie 213 (185 derivanti da grassi)
Grassi 20,6g (32% FG)
Grassi saturi 12,9g (64% FG)
Colesterolo 51mg (17% FG)
Sodio 31mg (1% FG)
Potassio 136mg (4% FG)
Carboidrati 6,1g (2% FG)
Fibre 1,1g (4% FG)
Zuccheri 4g
Proteine 3,8g

Cambiate la vostra mentalità senza problemi:
Usate i dolci come strumento per una dieta di successo e per cambiare radicalmente la vostra vita.

- Avete abitudini alimentari poco sane?
- Vi abbuffate di cibo spazzatura?
- Tendete a mangiare troppo e a concedervi troppo?
- Avete provato con tutte le vostre forze a mangiare più sano ma trovate difficile controllarvi?

Nonostante i dolci di questo libro siano sia deliziosi che a basso contenuto di carboidrati, c'è comunque la possibilità che acquistiate peso se non li mangiate nelle giuste quantità.

Delle abitudini alimentari scorrette sono spesso causate da una vita poco soddisfacente. La vostra mente e il vostro corpo chiedono cibo poco sano per soddisfare una voglia temporanea. Sfortunatamente, questo crea un circolo vizioso. Il cibo poco sano vi fa ingrassare e, a sua volta, diminuisce il vostro appagamento aumentando invece il rischio mangiare troppo.

Fortunatamente, a piccoli passi, potete cambiare mentalità e fare dei dolci uno strumento che vi aiuti non solo a perdere peso ma anche a creare delle buone abitudini per un corretto stile di vita.

Nelle prossime pagine esamineremo 5 modi per cambiare mentalità

- Fate dei dolci una ricompensa per le buone abitudini acquisite
- Programmate il vostro consumo di dolci
- Preparatevi ad assaporare
- Fate del consumo di dolci un rituale
- Abituateviallagratitudine

Consiglio n° 1:
Fate dei dolci una ricompensa per nuove abitudini acquisite

L'atto di acquisire una nuova abitudine, anche se non connessa alla perdita di peso, rende più semplice stare a dieta.

I dolci possono essere delle ricompense motivazionali molto efficaci. Ecco 6 step per usare i dolci come mezzo per acquisire nuove abitudini.

1. Scegliete un'abitudine

Scegliete un'abitudine che volete acquisite e assicuratevi che sia misurabile.

Ad esempio:

- Fare 10 minuti di esercizio al giorno
- Bere 8 bicchieri d'acqua al giorno
- Leggere 20 minuti al giorno un libro di autosostegno

Per rendere il compito più semplice, scegliete un'abitudine alla volta.

2. Visualizzate (letteralmente!) il vostro obiettivo

Prendete un calendario e sistematelo dove potete vederlo ogni giorno. Che sia cartaceo o digitale (ad esempio quello dello smartphone), dovete poterlo vedere ogni giorno senza aprirlo.

3. Datevi una scadenza

Date una scadenza alla formazione di un'abitudine. Scegliete un dolce di questo libro come ricompensa e scrivete il suo nome sulla data di scadenza.

Generalmente ci voglio 21 giorni per acquisire una nuova abitudine. Ad ogni modo, per il vostro primo tentativo sarebbe meglio darvi una scadenza più breve come 7 o anche 3 giorni.

Assicuratevi di scrivere tutto sul calendario, perché se lo tenete semplicemente a mente sarà un peso non indifferente e renderà il risultato più difficile da raggiungere.

4. Segnate i progressi

Segnate ogni giorno che vi avvicina al vostro obiettivo.

Se saltate un giorno, tenete duro! Un'abitudine si perde solo se la dimenticate due giorni di fila. Quindi, invece di auto colpevolizzarvi per il giorno mancante, usate la vostre emozioni per alimentare la determinazione e non fare lo stesso errore il giorno successivo!

5. Vinci!

Quando raggiungi un obiettivo, goditi il premio!

Se fallisci, metti per iscritto quello che ti ha impedito di farcela. Scrivere e pensarci su vi farà arrivare a delle soluzioni. Fate quindi delle vostre idee un piano d'azione per il vostro secondo tentativo.

Se fallite non potrete mangiare il vostro dolce. Però, potrete concedervi un piccolo dolcetto a patto che abbiate messo per iscritto il vostro "piano B". Ci tengo a sottolineare che scrivere i passi (su carta o al computer) è importante perché tenerli semplicemente a mente non vi garantirà il successo.

6. Estendi il processo

Una volta formate nuove abitudini, usate la stessa modalità per realizzare i vostri sogni, scomponendoli in piccole abitudini.

Ad esempio, se sognate di creare la vostra agenzia di moda potreste scomporre l'obiettivo in piccole abitudini come:

- "Passare 10 minuti al giorno a scrivere post in un gruppo Facebook dedicato al lavoro". Questo potrebbe aiutarvi a raccogliere idee e consigli per iniziare la vostra attività.

- "Passare 10 minuti al giorno condividendo consigli di moda in un gruppo Facebook dedicato". Questo potrebbe aiutarvi a comprendere i desideri del cliente e guadagnare "followers".

Potrete realizzare tutti i vostri sogni scomponendoli in piccole abitudini. Non preoccupatevi se non le conoscete tutte: iniziate, e le risposte arriveranno.

Consiglio n° 2:

Programmate il vostro consumo di dolci
È molto più facile evitare abbuffate di cibo spazzatura se avete pianificato di mangiare dolci solo pochi giorni più avanti. Quindi, oltre a usare i dolci come ricompensa per l'acquisizione di nuove abitudini, dovreste pianificarne il consumo durante la settimana.

In questo libro ci sono 20 ricette. Un consiglio è quello di fare una lista delle 10 irrinunciabili e usarle come ricompensa. Usate quindi gli altri 10 dessert come concessioni regolari. In questo modo, sarete incentivati a lavorare per le vostre "10 irrinunciabili" ma potrete comunque godervi altri dolci regolarmente.

**Consiglio n° 3:
Preparatevi ad assaporare**

Assaporate il momento della preparazione di un dolce. Iniziate dallo spacchettamento degli ingredienti crudi, continuate cucinando i vostri piatti e lasciandoli raffreddare.

- Come senti gli ingredienti tra le mani?
- Che trama puoi intravedere nella texture degli ingredienti?
- Ciò che intravedi ti ricorda qualcosa di interessante?
- Come si diversificano i colori di ogni ingrediente?
- Come cambiano il colore e la trama degli ingredienti mentre cuociono?
- Che aromi sprigionano in cottura?
- Come ti fanno sentire questi aromi quando entrano nei tuoi polmoni?
- Che emozioni creano?

- Che ricordi evocano?

Questa forma di riflessione può sembrare un po' "hippy" e senza senso ma assaporare la preparazione di un dolce crea una forma di felicità unica: dà soddisfazione e diminuisce l'impulso ad abbuffarsi e a mangiare in modo poco sano.

Consiglio n° 4:
Fai del consumo di dolci un rituale

La nostra società ha poco rispetto per il cibo. Spesso mentre mangiamo facciamo dell'altro come guidare, guardare la TV, navigare in Internet o lavorare.

É importante che il momento del pasto diventi un rituale, sia esso vissuto da soli o con amici.

Le abbuffate si verificano perché provocano una soddisfazione istantanea. Se fate del consumo di dolci un rituale, le scorpacciate saranno meno appetibili perché manca l'esperienza emozionale creata dal rituale.

Rituali privati

Gli stili di vita frenetici e moderni rendono indispensabile il tempo da dedicare a se stessi. Consumare un dolce può essere considerato come un rituale privato.

Prima di mangiare, rilassatevi. Ad esempio:

- Fate respire profondi
- Fate un bagnocaldo
- Leggete il vostro libro preferito
- Ascoltate la vostra canzone preferita

Assicuratevi che l'ambiente vi permetta di assaporare il vostro dolce. Ad esempio:

- Scegliete una sedia comoda
- Guardate fuori dalla finestra (se c'è qualcosa di interessante da guardare)
- Scegliete una stanza silenziosa

Mentre mangiate, assaporate il dolce lentamente. Prestate attenzione al gusto di ogni morso. Fare questo vi riempirà di soddisfazione, indebolendo la motivazione a mangiare in modo poco sano.

Rituali sociali

Anche condividere i dolci con gli amici è importante. Una ricerca della Dott.ssa Barbara Fredrickson, dalla University of North Carolina, mostra che stare con gli amici attiva il sistema immunitario e incoraggia la buona salute. I dolci sono un potente mezzo per migliorare l'esperienza sociale.

Inoltre, se avrai cura di preparare un solo dolce, non ci saranno avanzi e non dovrai preoccuparti delle abbuffate!

Puoi coinvolgere gli amici e la famiglia nella preparazione per goderti ancora di più l'esperienza.

Ciononostante, uno studio di N.A. Christakis e J.H. Fowler pubblicato nel New England Journal of Medicine (2007) mostra che le persone sovrappeso tendono a creare legami sociali tra di loro. Come dichiara il famoso imprenditore JimRohn, noi rappresentiamo la media delle 5 persone con cui passiamo più tempo, quindi se abbiamo molti amici obesi, mangiare con loro potrebbe incoraggiarci ad esagerare.

Consiglio n° 5:
Abituatevi alla gratitudine

"Sarò grato quando sarò felice". Questo è un pensiero comune.

In realtà, è la gratitudine a creare felicità. Il neuropsicologo Donald Hebb dichiara: "I neuroni si connettono scaricando tra loro". Può sembrare senza senso ma c'è una spiegazione razionale a questo:

Come lavora il tuo cervello
Il tuo cervello affronta due sfide.

Primo, può prestare attenzione solo a pochi pensieri alla volta.

Secondo, il mondo è pieno di dettagli e ce ne sono troppi per permettere al tuo cervello di prestare attenzione a tutti.

Prendete una cosa semplice come una camicia. Ha molti dettagli: la cucitura, i bottoni, le etichette, i polsini, i buchi per i bottoni, un colletto, pieghe e motivi. Ognuno di questi elementi ha anch'esso i suoi dettagli. Un singolo bottone, per esempio, ha dei piccoli graffi, dei fili che lo attaccano al tessuto e delle trame diverse. Il vostro cervello non può prestare attenzione a tutti questi dettagli.

Il vostro risponde in due modi. Prima di tutto da la priorità ai pensieri nella vostra testa. Una volta analizzati quelli, filtra la maggiorparte dei dettagli del mondo esterno per prestare attenzione solo a quelli che rispecchiano i vostri pensieri.

Avete mai dimenticato qualcosa che era esattamente davanti a voi? Spesso succede perché vi siete preoccupati a lungo di altri pensieri, quindi il vostro cervello ha estraniato l'oggetto in questione.

Il potere della gratitudine

Praticando la gratitudine, potrete fare di essa una vostra priorità.

Nel vostro ambiente quindi, il vostro cervello presterà attenzione alle opportunità di essere felici.

Se la vostra mente è occupata da preoccupazioni, stress, scadenze e pensieri negativi, estranierà le opportunità di felicità.

Un buon modo per praticare la gratitudine è attraverso un diario quotidiano. Alla fine di ogni giornata, riportate alla mente 5 momenti in cui siete stati grati per qualcosa e scriveteli. Devono essere scritti perché se li tenete semplicemente a mente si perderanno tra gli altri vostri pensieri. Tuttavia, scriverli al computer, sul tablet o su un cellulare funziona allo stesso modo.

Con questa abitudine, la felicità e la soddisfazione nella vostra vita aumenteranno e il vostro impulso di mangiare in maniera poco sana diminuirà.

www.ingramcontent.com/pod-product-compliance
Lightning Source LLC
LaVergne TN
LVHW011947070526
838202LV00054B/4842